AF465722

EXPOSITION UNIVERSELLE de PARIS 1900

Pathologie Buccale et Naso-Faciale

MOYENS DE REMÉDIER

PAR L'ART PROTHÉTIQUE

aux DIFFORMITÉS et DESTRUCTIONS

PAR

le Professeur **GOLDENSTEIN**

MÉDECIN, CHIRURGIEN-DENTISTE,

LAURÉAT DE L'ACADÉMIE DE MÉDECINE DE PARIS

PARIS

LIBRAIRIE J.-B. BAILLIÈRE ET FILS

19, RUE HAUTEFEUILLE, 19

Pathologie Buccale
et Naso-Faciale

EXPOSITION UNIVERSELLE de PARIS 1900

Pathologie Buccale et Naso-Faciale

MOYENS DE REMÉDIER

PAR L'ART PROTHÉTIQUE

aux DIFFORMITÉS et DESTRUCTIONS

PAR

le Professeur GOLDENSTEIN

MÉDECIN, CHIRURGIEN-DENTISTE,

LAURÉAT DE L'ACADÉMIE DE MÉDECINE DE PARIS

PARIS

LIBRAIRIE J.-B. BAILLIÈRE ET FILS

19, RUE HAUTEFEUILLE, 19

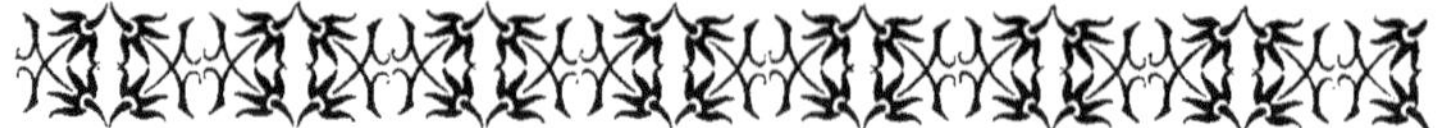

Ce tableau, accompagné de dix photographies, que je présente à l'Exposition Universelle de Paris 1900, je l'ai dressé d'après les plus intéressantes des nombreuses observations personnelles sur la « Pathologie buccale et naso-faciale » qu'il m'a été donné de recueillir au cours d'une pratique de plus de quarante années.

Tous les malades qui font l'objet de ces observations m'ont été confiés, à des époques diverses de ma carrière, par des maîtres, médecins et chirurgiens des Hôpitaux de Paris.

Une seule affection, pour ainsi dire, la Syphilis, a commis les terribles méfaits pour lesquels j'ai été appelé à faire intervenir les ressources de l'Art de la Prothèse. Quoi de plus terrible, effectivement, par les difformités hideuses qu'ils entraînent, par les infirmités qu'ils créent, par le désespoir où ils plongent les infortunés qui en sont victimes, que des accidents tels que ceux-ci : destruction du nez dans toutes ses parties, destruction de la voûte palatine, du voile du palais, du bord alvéolaire du maxillaire supérieur, etc., etc.?

Or, j'estime qu'un praticien, qui a les connaissances anatomiques spéciales nécessaires et qui possède à fond l'art délicat de la mécanique prothétique, peut rendre, même dans les cas de cette nature, en apparence les plus décourageants, de grands, de signalés services et obtenir des résultats inespérés.

Aussi bien, n'ai-je à dessein choisi, pour les faire figurer dans ce tableau, que les cas de prothèse les plus difficiles de ma pratique, où l'ingéniosité des appareils à imaginer et à rendre à la fois utiles et supportables pour le malade, a le plus exercé ma patience et mon esprit.

J'ai la conscience d'avoir fait, je crois, tout ce qu'il était possible de faire pour les malades dont j'ai pris soin de réunir ici les observations éparses, déjà publiées antérieurement, et j'ai le sentiment d'avoir réussi le plus souvent avec assez de bonheur pour avoir rendu à des êtres humains, en même temps que le rétablissement d'importantes fonctions physiologiques désorganisées, l'aspect d'un visage humain leur permettant de supporter sans trop d'amertume l'existence sous les regards cruellement indiscrets parfois de leurs semblables.

C'est, enfin et encore, pour essayer de faire œuvre utile que j'ai pris à tâche de soumettre à mes jeunes confrères les résultats de ma vieille expérience.

Et maintenant un dernier mot.

Au point de ma carrière où je suis arrivé, après quarante-sept ans de travail et d'exercice professionnel, j'ai le droit de m'arrêter un instant et, regardant en arrière, je veux m'acquitter de ce que je considère comme un devoir, c'est-à-dire envoyer un souvenir ému et adresser l'expression de ma profonde reconnaissance à mes regrettés Maîtres, aujourd'hui disparus, qui m'ont honoré de leurs savants et précieux conseils et, j'ose le dire, de leur amitié.

A Ricord ;
Richet ;
Roger ;
Verneuil ;
Gosselin ;
Voillemier ;
Siredey.

Et combien est-ce un bonheur pour moi de pouvoir encore exprimer toute ma gratitude à d'autres de mes Maîtres qui, toujours vivants, et toujours jeunes par leurs enseignements, veulent bien, eux aussi, m'honorer de leur confiance.

A Potain ;
Brouardel ;
Alfred Fournier ;
Lannelongue ;
Berger ;
Le Dentu ;
E. Besnier ;
Empis ;
Bucquoy.

Hôpital Saint-Louis

SERVICE DE M. LE DOCTEUR E. BESNIER

Accidents consécutifs à la Syphilis

DESTRUCTION DE L'APPAREIL NASAL EN TOTALITÉ,
DE LA VOUTE PALATINE, DU VOILE DU PALAIS,
DE L'ARCADE DENTAIRE SUPÉRIEURE, DE TOUT L'APPAREIL
PHARYNGIEN SUPÉRIEUR, ETC.

Les médecins et les chirurgiens peuvent apprécier aujourd'hui toutes les ressources de l'art prothétique et juger les importants services qu'il peut rendre aux malades que la syphilis, surtout, a défigurés en produisant des pertes de substance plus ou moins considérables.

Cette terrible et insidieuse affection altère-t-elle ou détruit-elle un organe, les fonctions de celui-ci se trouvent nécessairement altérées ou supprimées.

L'art prothétique intervient alors, et les fonctions sont rétablies ; des figures trop souvent devenues hideuses reprennent leur aspect normal.

L'observation suivante présente, dans ce genre, un exemple des plus remarquables que deux photographies de la malade, l'une avant, l'autre après la restauration, permettent de juger.

Arrivons tout de suite au but en prenant la malade telle que nous l'a confiée le savant dermatologiste de Saint-Louis, le Dr E. Besnier, que nous devons remercier ici de ses renseignements obligeants.

Syphilis Conjugale.

R... s'est marié à 30 ans sans se douter qu'il était infecté et il donne la syphilis à sa femme.

Deux fausses couches, l'une à six semaines, l'autre à trois mois ; un enfant mort à six semaines.

Début en 1880, par le pharynx (un mois après la mort de l'enfant) ; aucun médecin ne fut appelé. Dix-huit mois plus tard, la surface du dos du nez devint le siège d'une ulcération qui progressa de dehors en dedans. Jamais de traitement.

État au moment de l'entrée à l'hôpital. — Immédiatement en arrière de la base de la langue se voit un orifice en forme d'U, au centre d'un diaphragme vertical constitué par les piliers antérieurs du voile du palais adhérant à la base de la langue ; l'ouverture de l'U est supérieure et correspond à la place qu'occupaient, avant leur destruction, la luette et le voile du palais. Tout l'appareil pharyngien supérieur et l'appareil nasal supérieur ont disparu, ils sont remplacés par une vaste caverne, dont le fond n'est autre que la face antérieure de la colonne cervicale.

Vaste caverne également à la place de l'appareil nasal tout entier. Le nez a disparu dans sa totalité, laissant à sa place une ouverture losangique de 2 à 3 centimètres de large, par laquelle on peut observer les mouvements qui se passent dans la bouche et l'arrière-gorge, la voûte palatine ayant disparu. Le sens olfactif est aboli.

La langue a conservé presque tous ses mouvements ainsi

que sa faculté gustative. Les larmes s'écoulent facilement dans la caverne. Les yeux sont intacts.

Les joues et les régions maxillaires sont envahies par une ulcération recouverte de croûtes jaune-verdâtre, avec bordure polycyclique périphérique.

État général satisfaisant. Pas de cachexie. En deux mois la cicatrisation fut complète sous l'influence de quelques frictions et de petites doses d'iodure de potassium.

(Voir le *Traité des Maladies vénériennes* du Dr JULIEN, Deuxième édition, page 795.)

Cette note donne au lecteur une idée suffisante de la gravité des altérations, de l'étendue des pertes de substance et des troubles fonctionnels qui en ont été la conséquence, pour nous permettre d'aborder immédiatement notre sujet.

PREMIÈRE DIFFICULTÉ : *Moulage de la mâchoire.*

Au niveau de la commissure gauche de l'ouverture buccale, la malade offre une bride cicatricielle qui empêche l'introduction d'un porte-empreinte, car l'écartement des arcades dentaires présente, en avant, 2 centimètres à peine au lieu des 5 ou 6 de l'état normal.

Pour surmonter cet inconvénient, nous avons dû prendre l'empreinte en deux temps.

Moulage de la moitié gauche de la mâchoire (avec du sten), sortie de la bouche, durcissement, découpage de façon à pouvoir mouler l'autre moitié pendant que la première est remise en place et maintenue par un aide. Cette seconde moitié, tout en se moulant sur la muqueuse, se moule en même temps sur le bord interne de la première, de telle sorte que les deux moitiés étant sorties de la bouche isolément,

Destruction du Nez, de la Voûte palatine, du Voile du Palais, etc.

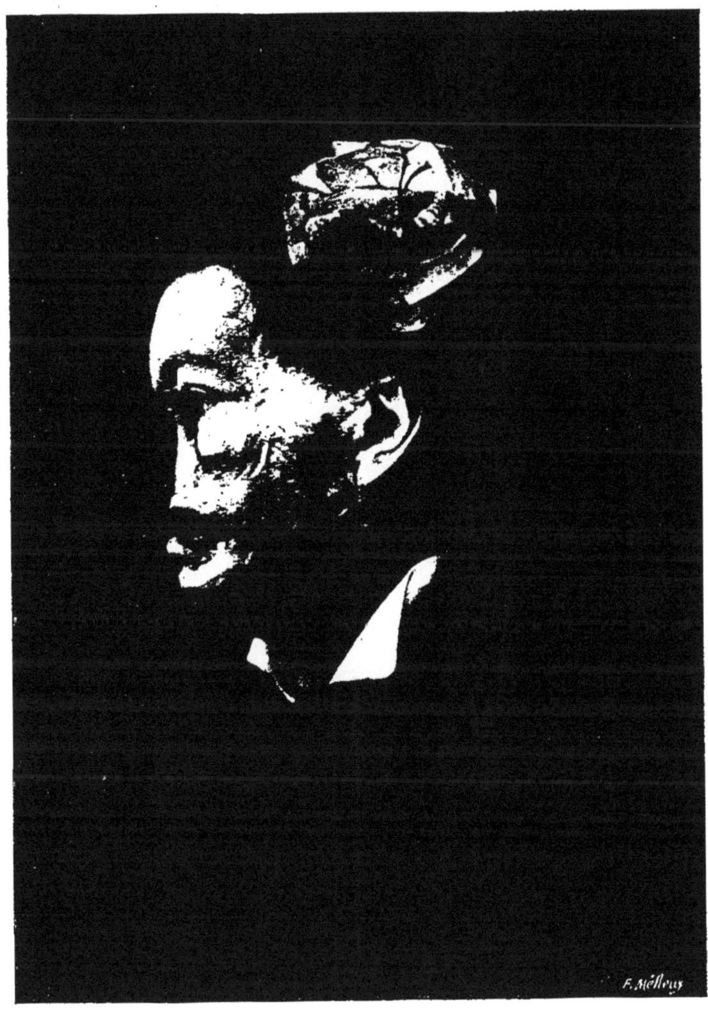

Cliché de F. Méheux.

FIGURE 1. — Avant la restauration.

Destruction du Nez, de la Voûte palatine, du Voile du Palais, etc.

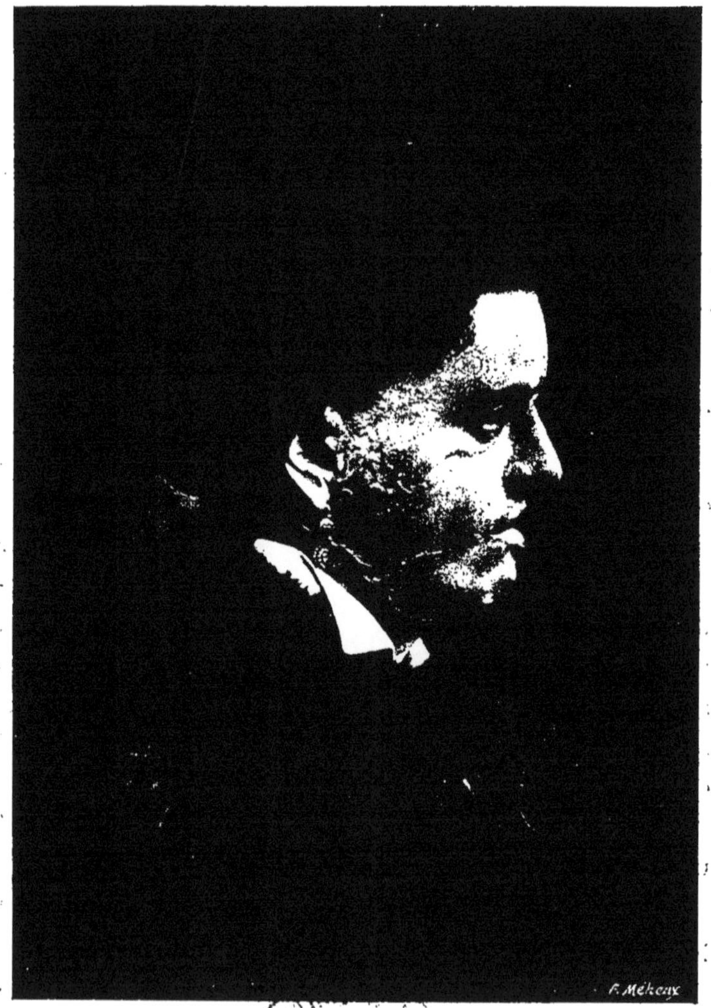

Cliché de F. Méheux.

FIGURE 1 *bis*. — Restauration prothétique. (Par le Dr GOLDENSTEIN.)

s'ajustent et sont réunies de manière à former une empreinte totale comme si elle eût été prise en un seul temps.

Après viennent :

1° Le moulage en plâtre obtenu très correctement.

2° Le moulage en zinc.

3° La plaque mince estampée s'arrêtant au niveau du bord de la solution de continuité de la voûte palatine et s'enfonçant de 5 à 6 millimètres dans l'excavation, pour fixer solidement l'appareil en augmentant la surface de son point d'appui, car il ne reste dans la bouche :

A gauche, que la deuxième petite et la première grosse molaires, peu solides.

A droite, que la canine et la première petite molaire. Encore cette dernière est-elle déchaussée, ébranlée et déviée.

Il fallait donc avoir recours à d'autres points pour fixer solidement l'appareil qui, après avoir remplacé la voûte palatine, se prolonge en arrière pour reproduire le voile du palais, tandis qu'en avant il remplace la canine gauche, les incisives supérieures et porte le nez qu'il fixe à son tour solidement et se trouve lui-même consolidé par les points d'appui que prend ce dernier sur les parties osseuses de la face.

Voici comment ces deux appareils se réunissent en se prêtant un mutuel secours.

Deux tiges verticales s'élèvent de la face supérieure du palais dans l'intérieur des fosses nasales et supportent un tube quadrilatère horizontal ayant la direction de la cloison. Ce tube est destiné à recevoir un double ressort glissant dans sa cavité et se continuant en avant pour pénétrer dans la paroi du nez, par sa face postérieure, après avoir fourni trois branches divergentes qui le pénètrent aussi de la même manière.

Toutes ces parties, excepté le nez, sont en or et, du côté de la bouche, la plaque obturatrice est recouverte par une mince couche de caoutchouc dont la couleur est celle de la muqueuse buccale.

On voit que c'est par l'intermédiaire du double ressort que nous avons ajusté et fixé, au bord de la large cicatrice extérieure, le nez de la malade après avoir moulé la face par le procédé ordinaire.

Les deux appareils buccal et nasal, une fois en place, n'en forment qu'un seul (comme on le voit sur la photographie) et d'une solidité remarquable, vu les difficultés du cas.

La malade retire et remet les deux pièces facilement ; avec cette restauration elle parle convenablement; la mastication et la déglutition sont faciles. Elle peut se présenter sur la voie publique sans être remarquée.

Si elle est privée de son appareil, on ne la comprend plus ; la mastication et la déglutition sont à peu près impossibles, et, pour se nourrir, elle est obligée de mettre les aliments en boulettes et de les jeter dans son gosier.

Cet appareil ne produit aucune gêne et lui procure, depuis deux mois, un bien-être relatif qu'elle apprécie infiniment.

Chose digne de remarque, l'olfaction, complètement nulle en son absence, reparaît lorsqu'il est en place, ce qui est dû, sans doute, au courant d'air inspiré que le nez dirige vers la lame criblée de l'ethmoïde.

* * * * *

Hôpital Saint-Louis

SERVICE DE M. LE DOCTEUR GUIBOUT

DESTRUCTION D'UNE GRANDE PARTIE

du Maxillaire supérieur, de la Lèvre et du Nez

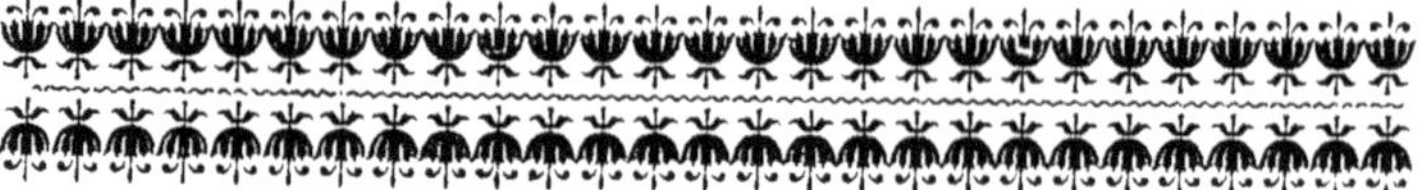

L. B... a 26 ans, elle est née près de Belfort. Taille et constitution ordinaires, tempérament lymphatique.

Son père existe encore et se porte bien.

Elle avait trois ans quand sa mère mourut et se trouve la dernière sur trois enfants.

Son frère et sa sœur sont en bonne santé.

Elle-même s'est bien portée jusqu'à l'âge de 14 ans (1870).

Alors le pharynx devient le siège de plusieurs ulcérations qui, après une année, font des progrès rapides.

La nécrose se montre sur la voûte palatine, gagne l'arcade dentaire supérieure qui disparaît en avant avec les quatre incisives et la canine gauche. Enfin la lèvre supérieure, atteinte à son tour, détermine le départ pour Paris (avril 1872) et l'entrée à l'hôpital Saint-Louis, dans le service du Dr Vidal, où la cicatrisation ne se manifeste et ne paraît complète qu'après la disparition de la lèvre malade (juin 1873).

Cette femme est alors envoyée au Vésinet.

Au bout d'un mois l'affection recommence, la malade rentre à l'hôpital, et le nez, d'abord épargné, disparaît à son tour peu à peu, jusqu'à sa racine, avec toute la cloison des fosses nasales et les cornets moyens et inférieurs.

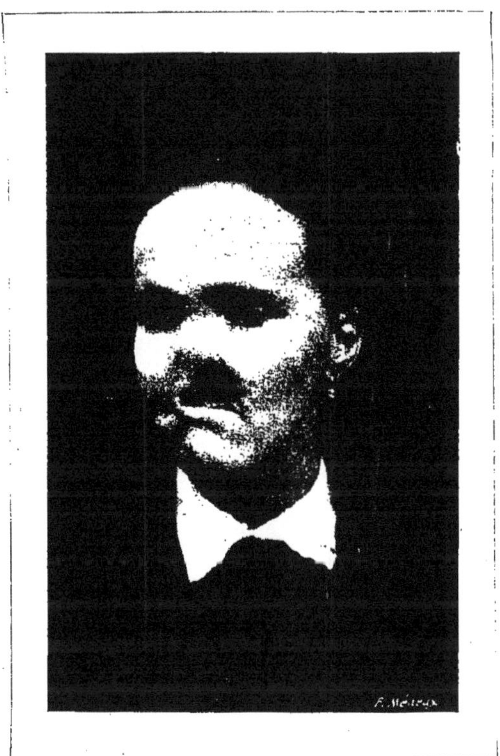

FIGURE 2.

Enfin la cicatrisation commence et se complète, elle est définitive (mai 1874) et semble avoir suivi *la première apparition des règles*. On peut penser néanmoins que l'iodure de potassium a joué le rôle principal dans cette guérison tardive.

L. B... quitte l'hôpital horriblement défigurée. Elle y est entrée vierge et en est sortie vierge.

Son affection se rattache-t-elle à la scrofule ou à la syphilis héréditaire ?

Le professeur Fournier, les docteurs Guibout, Vidal, Besnier, paraissent incliner vers cette dernière cause.

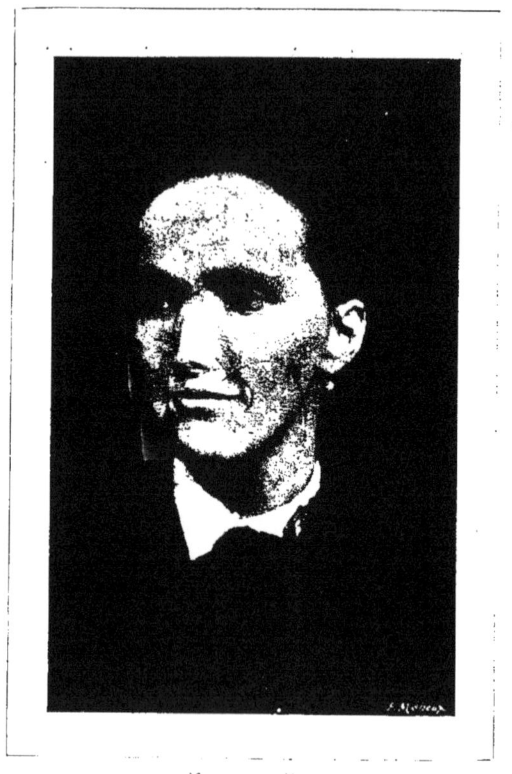

FIGURE 2 *bis*.

Il y a six mois environ (mai 1882), cette femme rentrait à Paris, et M. Guibout la trouvait dans son service, mais, cette fois, pour une cause bien différente de la première, car il s'agissait d'une grossesse arrivée à son terme.

L. B... a aujourd'hui une petite fille bien constituée.

Arrivons maintenant au but principal de cette observation et voyons :

1° Les lésions que cette jeune femme présente dans la bouche, les fosses nasales et la face ;

2° Les troubles physiologiques graves qui en sont la conséquence;

3° Enfin le traitement ou les moyens d'y remédier.

1° Ainsi que nous l'avons dit déjà, la malade a perdu son nez avec les cartilages, le vomer et les cornets inférieurs et moyens, la lèvre supérieure, la portion correspondante du maxillaire avec les dents comprises entre la canine droite et la première petite molaire gauche, seules dents conservées de la mâchoire supérieure.

Cette large perte de substance se continue en arrière jusqu'au bord postérieur de la voûte palatine et produit une excavation dont le diamètre antéro-postérieur est de 5 centimètres.

Le diamètre transverse est le même, en avant, et se rétrécit graduellement en arrière où il conserve encore 2 centimètres.

2° On comprend déjà l'importance des troubles physiologiques :

Usage de la parole et mastication impossibles, déglutition très difficile.

Les aliments solides et surtout les liquides s'éparpillent et ressortent en grande partie de la cavité buccale.

Enfin on est péniblement impressionné à l'aspect de ce triste visage.

3° Les difficultés qu'on éprouve à obtenir un résultat favorable dans les restaurations de cette nature sont sérieuses, et j'ai la satisfaction d'avoir pu les surmonter.

Mon appareil dans son ensemble se compose de deux parties

Pour l'une, j'ai commencé par prendre l'empreinte de la cavité buccale.

Après le moulage au plâtre, j'ai préparé un porte-empreinte spécial qui m'a servi à prendre une autre empreinte très correcte et définitive de la bouche. C'est sur cette dernière que j'ai modelé et estampé très exactement une plaque en or fin, dont la partie centrale fait une saillie et remonte de 4 millimètres environ dans la perforation de la voûte palatine. Cette disposition a l'avantage d'augmenter la fixité de l'appareil et de mieux faire appliquer son pourtour sur les portions restantes de la voûte palatine.

La plaque est renforcée de manière à prendre une solidité suffisante avec un poids encore faible, condition importante puisque nous devons encore reconstituer toute la portion du maxillaire avec ses dents.

Elle présente deux capsules assez fines pour encadrer la canine droite et la première petite molaire gauche.

Cette première partie ainsi obtenue, se trouvant parfaitement ajustée dans la bouche, représente le point d'appui de ce qui va suivre.

En effet, c'est sur elle que j'ai reproduit la perte de substance osseuse avec la muqueuse, les dents, les narines séparées par la cloison dont le bord antérieur présente, en bas, un mécanisme fort simple qui, par sa forme et ses fonctions, ressemble à deux rails de chemin de fer accolés l'un à l'autre.

C'est grâce à cette dernière disposition, à la fois simple et commode pour la malade, que j'ai pu réussir à bien ajuster et fixer solidement la deuxième partie de mon appareil composé du nez et de la lèvre.

Pour obtenir cette deuxième partie, j'ai mis la première en place et moulé ensuite la face de la malade. Cela m'a permis de reproduire le nez et la lèvre de manière à les juxtaposer exactement sur les bords de la cicatrice qui se trouve parfaitement dissimulée lorsque les deux parties n'en forment qu'une, car, suivant la volonté de la malade, le mécanisme des deux rails les réunit facilement ou les sépare sans la moindre difficulté.

Par ce mécanisme, j'ai pu enfin supprimer les affreuses lunettes employées en pareil cas, et qui auraient eu ici pour appendice un nez et une lèvre mal ajustés avec les bords de la cicatrice.

Cette seconde partie, d'une légèreté remarquable (4 gr. 1/2), est en celluloïd qui a pu prendre une couleur chair irréprochable.

L'appareil complet se trouvant en place, les fonctions physiologiques sont rétablies. La malade parle très bien, mange et boit comme tout le monde, ne manifeste aucune souffrance.

Après deux mois de son usage, j'ai donc la satisfaction de voir mes efforts couronnés de succès, succès déjà constaté par les professeurs Richet, Brouardel, Fournier, et les médecins de Saint-Louis, Guibout, Vidal, Besnier.

N. B. — La malade est à la Salpêtrière, fort heureuse de pouvoir cacher sa triste infirmité et d'en supprimer toutes les fâcheuses conséquences.

Les ravages de ce genre ne sont pas aussi rares qu'on pourrait le supposer.

En effet, parmi les nombreuses restaurations prothétiques des sinus maxillaires, de la voûte palatine, voile du palais, etc., que les chirurgiens des hôpitaux ont confiées à mes soins et dont les plus intéressantes ont été publiées en 1873, il se trouve une restauration d'une partie de la face présentant, au point de vue de la grande perte de substance, une certaine analogie avec la malade actuelle, mais le procédé mis en pratique, comme traitement, est essentiellement différent et fournit un égal succès.

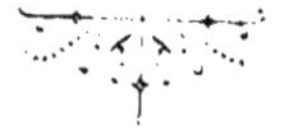

Hôpital Saint-Louis

SERVICE DE M. LE DOCTEUR LALLIER

Un fait de destruction d'une partie de la Face

La nommée C., 38 ans, a une vaste ulcération de la face qui, partant de la lèvre supérieure, s'est étendue à tout le nez, la lèvre inférieure et la moitié de la joue gauche.

Le Dr Trélat tente une autoplastie, mais un érysipèle survient, en compromet le résultat, et le mal, faisant des progrès, atteint le globe oculaire gauche.

La malade entre à Saint-Louis au mois d'avril 1865. Pour les médecins de cet hôpital, il s'agit d'un lupus scrofuleux, et elle est soumise au traitement ordinaire. Aucune amélioration ne devenant manifeste, le Dr Lallier songe à une affection spécifique et prescrit l'iodure de potassium. Alors on voit la cicatrisation des portions détruites s'effectuer peu à peu. Néanmoins, cette femme reste horriblement défigurée, comme l'indique la photographie ci-jointe.

Traitement. — C'est alors que notre concours est devenu indispensable pour cette pauvre malade. En effet, par la prothèse, j'ai pu restaurer artificiellement ce qu'elle avait perdu. et remplacer un aspect hideux par une physionomie presque normale. Le but que je m'étais proposé a été pleinement

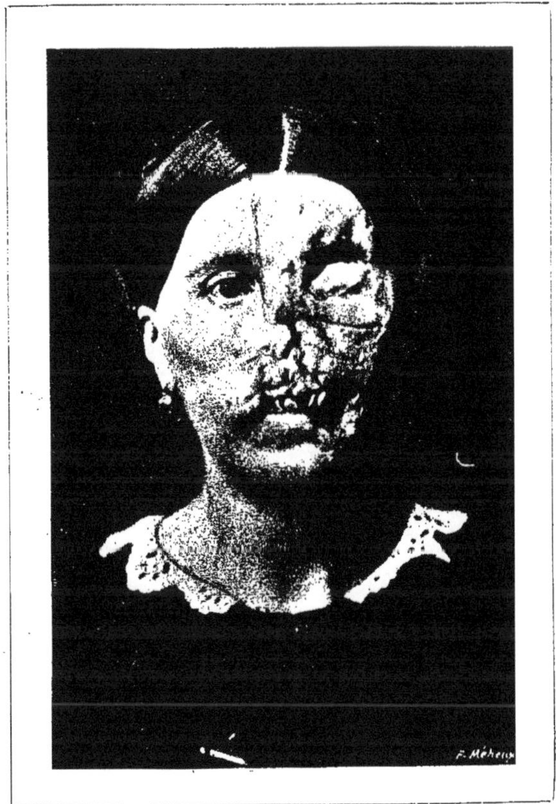

FIG. 3. — Malade sortant de l'hôpital.

atteint; mon appareil prothétique, par sa souplesse, peut obéir aux contractions musculaires de la face et suivre les mouvements des mâchoires pendant l'acte de la mastication; il est maintenu en position par l'intermédiaire d'un autre appareil ajusté sur une portion de la voûte palatine, de telle sorte que rien n'est visible à l'extérieur.

La malade est aujourd'hui à la Salpêtrière et le succès se

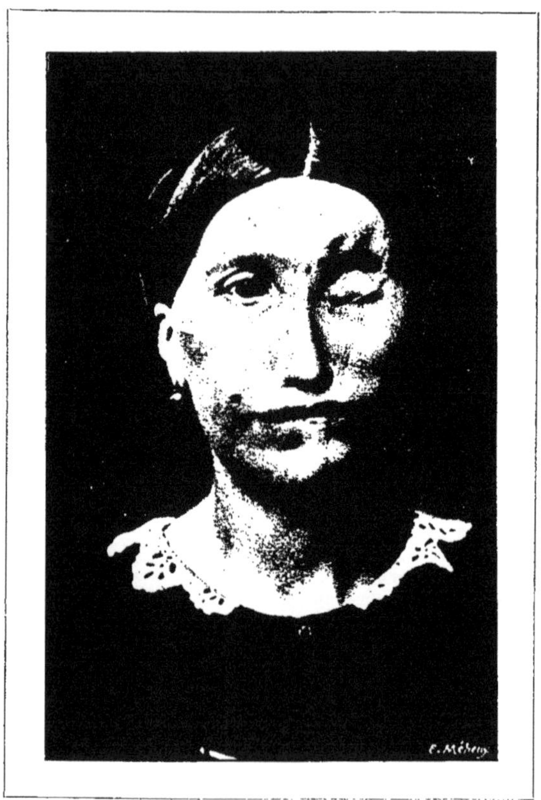

FIG. 3 *bis*. — Malade sortant de mon cabinet.

trouve confirmé, ainsi que l'ont constaté les chirurgiens Gosselin, Verneuil, Lallier, Voillemier, etc.

Arrêt de Développement
de la
Mâchoire inférieure

En 1869, M. le Dr Blache, membre de l'Académie de médecine, m'adressa madame O..., des environs de Paris, pour me consulter sur la dentition de sa fille, âgée à cette époque de 7 ans 1/2.

Au premier coup d'œil, avant l'examen de la bouche, il me fut facile de reconnaître que la mâchoire inférieure de cette enfant était dépourvue de la plus grande partie de ses dents; en effet, son menton, rapproché d'une façon anormale de la mâchoire supérieure, constituait, par sa disposition, un vrai type de menton de galoche dont le pli transversal, fortement prononcé au-dessus du tubercule mentonnier, imprimait à la partie inférieure de la face le cachet de la vieille femme édentée.

En examinant la bouche nous constatons :

1° Que la mâchoire supérieure présente seulement les deux

grandes incisives moyennes, les deux grosses molaires de seconde dentition, les deux canines de première dentition;

2° Que la mâchoire inférieure, sujet principal de notre observation, offre seulement les deux grosses molaires de seconde dentition, c'est-à-dire la dent de 7 ans de chaque côté.

Les autres dents n'ont fait aucune apparition, aussi, la partie importante du maxillaire inférieur qui leur était réservée se trouve-t-elle aplatie de bas en haut.

Au dire des parents, aucun membre de la famille n'a présenté une semblable anomalie.

Nous nous bornons à conseiller une nourriture substantielle, une médication tonique et phosphatée, notamment l'ostéïne Mouriès, laissant à la nature le soin de faire le reste, car à cet âge, nous ne pouvions encore songer à un appareil prothétique.

Depuis 1869, nous avions perdu de vue cette enfant, lorsque, sur la recommandation de M. le Dr Gillet de Grandmont, elle nous est ramenée en août 1878. Elle a maintenant 15 ans, sa taille est moyenne, sa constitution un peu faible, son tempérament lymphatique. Elle est un peu myope, d'une santé médiocre, des douleurs assez fréquentes se manifestent du côté de l'estomac. Néanmoins, elle est intelligente et ses études se font bien.

Quant à la partie inférieure de la face, elle se trouve comme autrefois, sa conformation rappelle toujours la vieille femme dépourvue de dents. Cependant, à la grosse molaire inférieure dont nous avons parlé, est venue se joindre, de chaque côté, une petite molaire rudimentaire faisant à peine saillie au-dessus de la gencive. En avant de ces molaires, le bord alvéolaire fait complètement défaut, c'est un arrêt de développement du maxillaire inférieur.

A ces perturbations physiques, viennent s'ajouter, comme conséquence, des troubles physiologiques assez graves du côté des fonctions digestives.

En effet, le bol alimentaire est peu imprégné de salive, car la mastication est incomplète, et pendant qu'elle s'effectue, le liquide sécrété, dont le rôle important est connu, s'écoule en grande partie au dehors de la bouche par chacune des commissures labiales : il en est de même des aliments liquides ou semi-liquides.

En présence d'une anomalie de ce genre, qui persiste encore à 15 ans, nous le demandons à nos tératologistes, y a-t-il quelque chose à espérer de la nature pour l'avenir de cette dentition ?

La réponse étant négative, nous avons dû songer aux moyens de remédier, par la prothèse, à la cruelle infirmité de cette jeune fille.

Nous commençons par mouler les deux mâchoires, ainsi que toute la surface muqueuse appartenant à la portion antéro-inférieure du vestibule. Cette empreinte, indépendante de l'arcade dentaire du maxillaire inférieur, est très importante et même indispensable, car il ne faut pas oublier qu'il s'agit ici :

1° De rendre la forme et la disposition du menton aussi normales que possible ;

2° D'obtenir une coaptation irréprochable entre la paroi antéro-inférieure du vestibule et la surface correspondante de la pièce artificielle surmontée de ses dents, et destinée à rendre au maxillaire la hauteur qui lui fait défaut.

Ainsi pourra être empêché l'écoulement, au dehors de la cavité buccale, de la salive et des boissons.

On le voit, il faut rendre à cette malade ce que la nature lui a refusé : une mastication complète et un aspect normal de la face.

Pour atteindre ce double but, nous avons commencé par

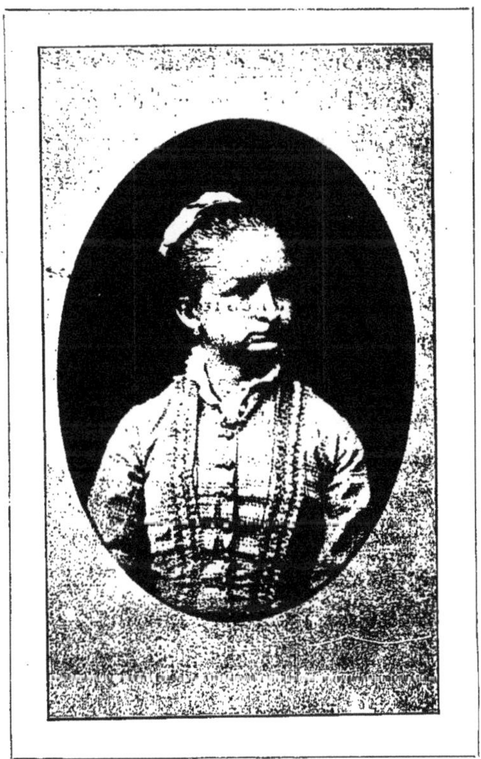

FIGURE 4.

construire un appareil ne restituant d'abord au maxillaire inférieur qu'une petite partie de sa hauteur, et surmonté de toutes les dents depuis les incisives jusqu'à la première grosse molaire comprise. Au-dessous de cette molaire artificielle se trouve une cavité pour recevoir la dent correspondante naturelle. Cette disposition consolide parfaitement l'appareil dans la bouche.

Toutes ces dents sont montées de telle sorte que leur couronne peut s'élever graduellement et à volonté au moyen

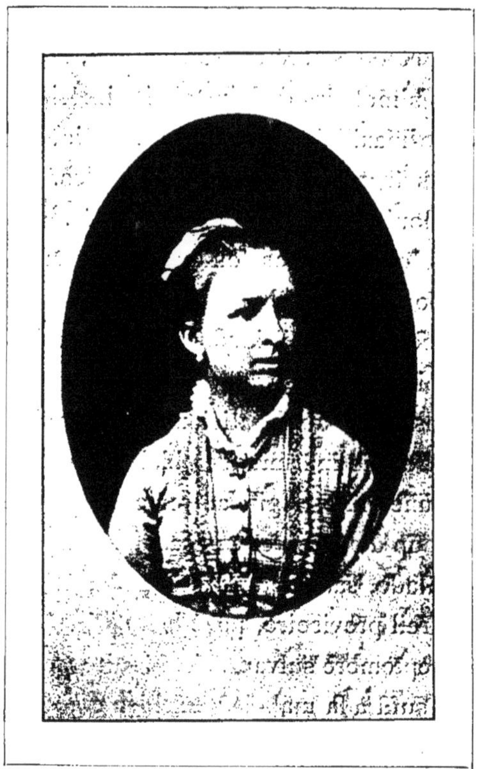

FIGURE 4 *bis*.

de petites rondelles souples de caoutchouc placées à leur base.

Ce procédé nous offre le précieux avantage de pouvoir augmenter successivement la hauteur de 1 à 2 millimètres tous les trois ou quatre jours, par exemple, et d'arriver ainsi sans le moindre inconvénient à l'augmentation totale nécessaire, de 1 centimètre et demi.

L'expérience prouve que, dans un cas pareil, il faut agir avec ménagement, c'est-à-dire habituer peu à peu le sujet aux modifications qui se produisent dans la bouche. Des dangers plus ou moins sérieux peuvent résulter, en effet, d'un écartement brusque et démesuré des mâchoires, car on comprend que les muscles moteurs de la mâchoire inférieure et l'articulation temporo-maxillaire aient leurs fonctions troublées par des conditions trop brusquement nouvelles. Alors peuvent survenir des douleurs et une gène considérable de la mastication. Dans certains cas on pourrait même craindre la luxation temporo-maxillaire.

On voit donc combien il importe de se servir de notre appareil provisoire pour éviter toute sorte d'accidents. Aussi le recommandons-nous aux praticiens qui seraient appelés à faire disparaître une infirmité semblable à celle de notre intéressante jeune fille. Agir autrement serait s'exposer à perdre beaucoup de temps et à occasionner beaucoup de souffrances au malade, sans obtenir aucun résultat pratique.

Notre appareil provisoire, posé le 29 juillet 1878, fut porté jusqu'au 1er septembre suivant, c'est-à-dire pendant un mois, et ce temps a suffi à la malade pour bien contracter l'habitude de s'en servir.

La mastication devenue plus complète sans qu'aucune trace de salive soit soustraite à sa destination, tous les troubles physiques et physiologiques ont ainsi disparu pour faire place à un état complètement normal.

Ces bons résultats une fois obtenus, un appareil définitif est substitué au provisoire, et aujourd'hui cette jeune fille, d'une santé parfaite, s'exprime distinctement, n'éprouve pas la moindre gêne et ne présente aucune trace de son infirmité.

Du reste, les deux photographies ci-jointes permettent d'apprécier son état avant et après la pose de l'appareil.

Ce cas fort intéressant de prothèse a donc été couronné d'un succès complet. C'est ce qui a été constaté par notre savant maître, le professeur Gosselin, M. le Dr de Saint-Germain, M. le Dr R. Blache et M. le Dr Gillet de Grand mont, etc.

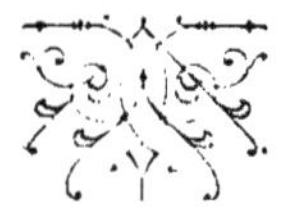

Hôpital Lariboisière

SERVICE DE M. LE PROFESSEUR BERGER

Squelette Nasal perfectionné

OBSERVATION

PRÉSENTÉE A L'ACADÉMIE DE MÉDECINE DE PARIS

(Séance du 9 mars 1897)

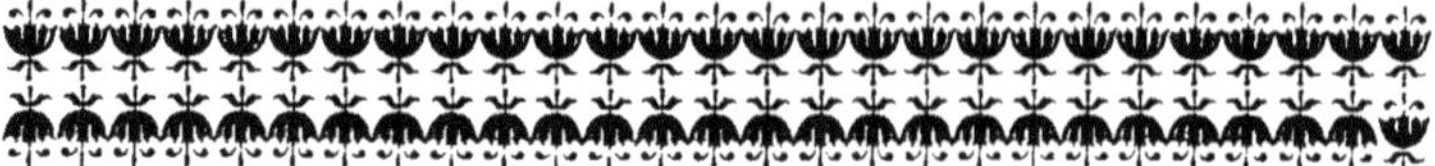

Le commun des mortels sait que, par sa position au milieu du visage, le nez joue un rôle important au point de vue esthétique et physiologique ; mais on peut ignorer qu'en France et dans tous les pays, les chirurgiens et les médecins les plus célèbres se sont occupés des restaurations faciales et nasales, surtout depuis le commencement de ce siècle, comme nous le verrons après l'observation qui va suivre.

On sait que la perte du nez peut être causée par une brûlure, une blessure, une affection rongeante : un cancer, la gangrène, la scrofule, le lupus, la syphilis tertiaire, etc.

L'infirmité de notre malade est due à l'un des accidents que je viens d'énumérer. Son observation se résume en peu de mots, la voici :

A. M..., âgé de vingt-cinq ans, en bonne santé, était à Lyon en 1893 ; voulant se suicider, il se tire un coup de

4

revolver de bas en haut dans la direction du sternum ; il fait sauter ainsi :

1° Le corps de sa mâchoire inférieure ;

2° Les deux tiers antérieurs de la voûte palatine ;

3° Le vomer ;

4° Les deux os propres du nez dont les débris adhèrent encore aux parties molles déchirées.

Toute la charpente solide du nez a ainsi disparu.

Le blessé est conduit à l'hôpital dans le service du professeur Ollier, assisté de mon distingué confrère de Lyon, le Dr Martin, qui lui place une charpente métallique pour soutenir les parties molles.

Le malade va assez bien pendant un certain temps, mais en octobre 1894, se trouvant à Paris, la douleur se manifeste dans la plaie et il entre à l'hôpital Lariboisière.

État actuel

A. M... ne respire pas du côté de la narine gauche, car elle est obstruée par la plaque métallique faisant partie de la charpente.

A droite, au niveau de l'os propre du nez, un point sphacélé se rattache à un fond gangréneux, et on voit une surface métallique ayant l'étendue d'une grosse lentille ; c'est la portion supérieure de la charpente placée au moment de l'accident.

Dans cet état, l'intervention chirurgicale est donc jugée indispensable : mais le chirurgien, malgré sa grande habileté, ne peut atteindre seul un résultat favorable.

En effet, le squelette nasal manquant au malade, la

reconstitution du nez avec les parties molles seulement est impossible.

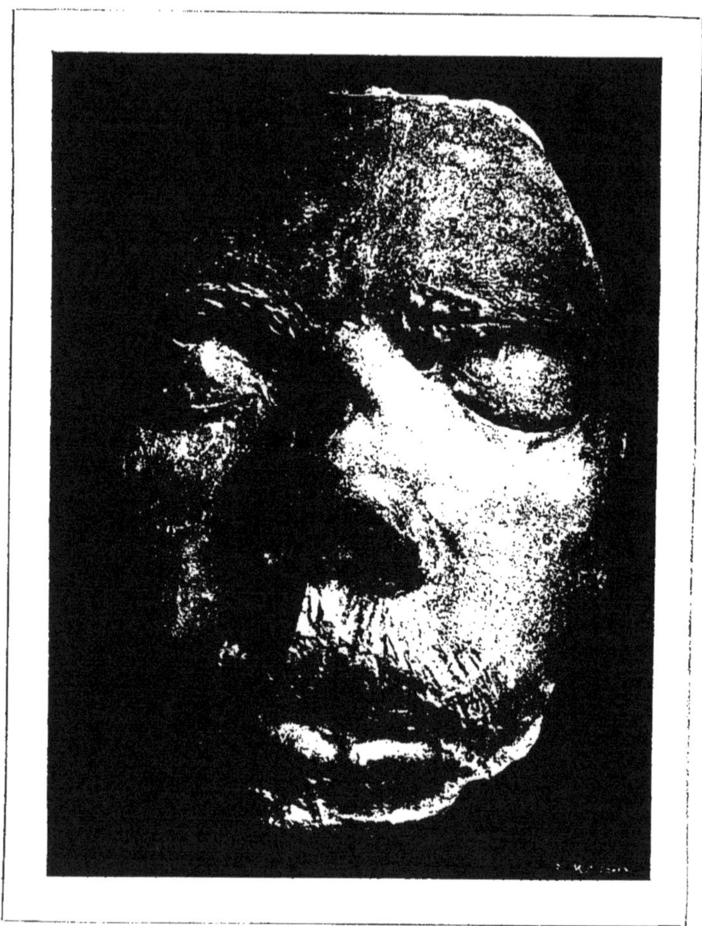

FIG. 5. — Moulage primitif.

Il faut donc, avant d'entreprendre l'opération, construire un squelette nasal ; théoriquement, la chose peut paraître aisée, mais pratiquement il n'en est pas de même, car cette confection préliminaire, intimement liée à l'opération chirurgicale, présente certaines difficultés à cause des altérations anatomo-pathologiques de la région ; car un squelette nasal, préliminairement prêt à être appliqué dans notre cas, sera-t-il en rapport exact avec la région qui lui est destinée ? Ne sera-t-il pas trop court ou bien trop long, trop large ou trop étroit ? Et ce n'est pas tout, il faut le fixer solidement sur les os restants de la face du malade... Quel est au juste l'état du système osseux au-dessous de la couche cutanée ? Nous ne le savons pas.

D'après ce qui précède, on comprend facilement qu'il faut à l'avance la conception de la construction d'un appareil pouvant s'allonger, se raccourcir, s'élargir, se rétrécir immédiatement, à volonté, et enfin être fixé pendant que le malade est encore sous l'influence du chloroforme.

Les deux tiers antérieurs du maxillaire supérieur ayant été emportés, j'ai dû placer la partie inférieure de mon appareil dans la région des fosses nasales où il est fixé sans aucune perforation, tandis que, par sa partie supérieure, il est fixé par une seule perforation pratiquée au niveau de l'épine frontale et qui possède deux ouvertures, comme on le verra plus loin.

A la fin d'octobre 1894, M. le professeur Berger me présente le malade dans le lit 21 de la salle Chasségnac ; je commence par prendre un moulage en plâtre de la face qui la représente telle qu'elle se trouve. Ce moulage est photographié (V. *fig.* 5, p. 51).

A vrai dire, il ne me trace pas le *modus faciendi* avec précision pour la construction du squelette nasal : mais il a son but et son utilité au point de vue esthétique et surtout comme point de comparaison avec le nouveau moulage qui suivra l'opération et la fixation de mon appareil.

Pour la construction de ce dernier, je me sers d'une tête de squelette normale du même sexe, je supprime les deux tiers antérieurs de la portion alvéolaire de la mâchoire supérieure, ainsi que le vomer et les os propres du nez; de cette façon je m'approche le mieux possible de l'état anatomo-pathologique du malade que j'ai à traiter.

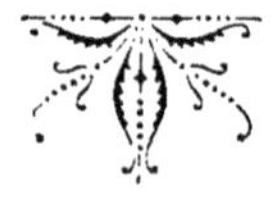

DESCRIPTION DE L'APPAREIL

Mon appareil se compose de deux parties : l'une supérieure, l'autre inférieure.

Première Partie.

La première partie, partie supérieure, est une plaquette en platine estampée d'un demi-millimètre d'épaisseur, 13 millimètres de longueur et 4 millimètres de largeur, partant du bord inférieur de l'os nasal droit, montant jusqu'au bord supérieur du même os et se terminant par une lamelle transversale à droite et à gauche, au-dessus de chaque côté latéral de l'épine frontale (nasale supérieure). Cette lamelle est percée à chaque extrémité d'un petit trou et l'espace restant entre les deux trous est de 9 millimètres.

Cette première partie de l'appareil a été estampée d'après un squelette normal ; de cette façon, j'ai obtenu une coaptation précise avec la région qui lui est destinée (la suture frontale avec les os propres du nez).

Deuxième Partie.

Pour la partie inférieure, deuxième partie, j'ai estampé une autre plaque à convexité antérieure, ayant la forme des deux ailes du nez, dont le milieu (centre des deux ailes) se prolonge de bas en haut pour se terminer à 4 millimètres de distance de la suture naso-frontale.

Moyen de réunion des deux parties de l'appareil.

Dans la concavité de la face postérieure du nez, j'ai soudé deux colonnes creuses (charnières) longues de 2 centimètres, accolées l'une à l'autre, ayant la direction de la cloison et se terminant inférieurement en biseau à orifices fermés. Supérieurement, les deux orifices sont ouverts pour recevoir deux tiges solides pénétrant exactement dans leurs profondeurs et soudées elles-mêmes à la partie supérieure de l'appareil. De la sorte, les deux parties de mon appareil, estampées primitivement l'une sur l'autre, se trouvent très intimement unies et peuvent glisser l'une dans l'autre pour permettre l'allongement ou le raccourcissement du nez; un point d'arrêt le fixe à la longueur voulue.

Fixation de la partie inférieure de l'appareil.

Le nez se trouve fixé à sa base par quatre branches longues de 12 millimètres environ, en fil de platine demi-rond, très solide, mais néanmoins flexible à la pince; deux branches sont à droite, deux sont à gauche.

Les deux branches postérieures, solidement soudées à la surface du bord postérieur des ailes du nez, s'ajustent par leur surface demi-ronde à la concavité du plancher des fosses nasales, au commencement de l'apophyse montante du maxillaire supérieur.

Les deux branches antérieures, de 2 millimètres plus longues chacune, sont soudées au bord antérieur des ailes du nez; leur surface plate est en contact immédiat avec la portion alvéolaire antérieure du maxillaire supérieur, la surface ronde correspond aux parties molles.

La disposition de ces branches laisse naturellement entre elles un espace triangulaire vide, dont la base regarde le bord tranchant latéral de l'orifice nasal. Cette disposition permet de rapprocher ou d'écarter chacune des branches isolément, de les baisser, de les monter selon les exigences de la région et aussi, avantage immense, de pouvoir placer plus en avant, ou plus en arrière, la totalité de la charpente nasale.

Fixation de la partie supérieure

Pour fixer l'appareil à sa partie supérieure, j'ai pratiqué une perforation à concavité antérieure de l'os frontal dont les

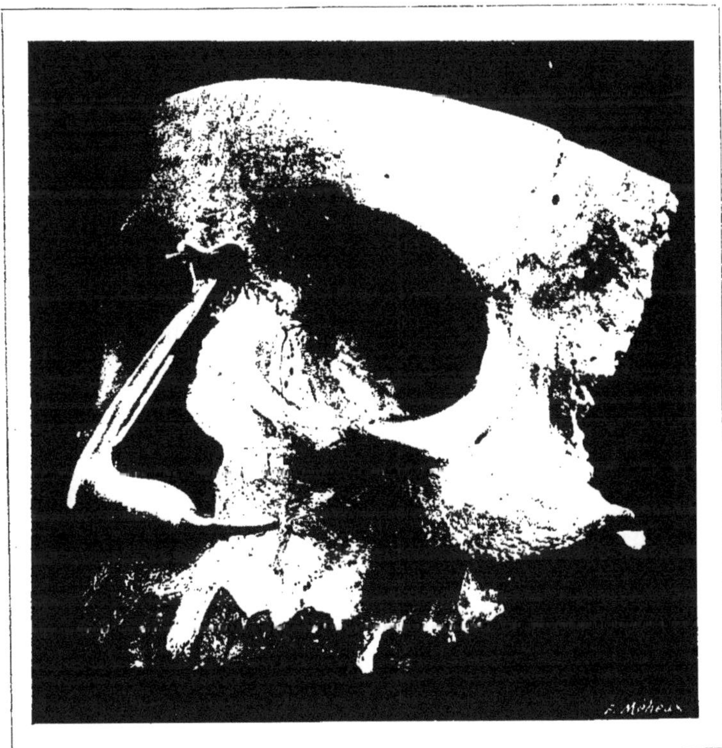

Fig. 5 *bis*. — Appareil nasal appliqué sur le squelette normal qui a servi à sa construction.

ouvertures correspondent très exactement aux deux petits trous, déjà décrits, de la lamelle transversale. Un fil de platine de 1 millimètre d'épaisseur pénètre dans l'un des trous de la lamelle métallique, traverse l'os et sort d'arrière en avant par le trou du côté opposé. Le fil est coupé, laissant à chaque extrémité une longueur de 4 millimètres et replié sur lui-même de dehors en dedans, de façon que les deux bouts se rencontrent. Ils sont appliqués intimement contre la lamelle par un peu d'aplatissement et de polissage.

L'appareil ainsi construit est en platine iridié d'une solidité irréprochable.

Poids de l'appareil, 10 grammes.

Les soudures sont faites à l'or fin, pour éviter toute oxydation possible.

Le malade a été opéré le 17 novembre 1894 sans le moindre accident consécutif: aujourd'hui il est guéri de son infirmité, il peut même se moucher.

Ci-joint la photographie de l'état actuel du moulage de l'opéré : mars 1897.

Toutes les opérations chirurgicales ont leur histoire plus ou moins récente: la rhinoplastie, l'autoplastie doivent être rappelées ici; mais la première, beaucoup plus ancienne, va nous occuper surtout et nous fournir des faits qui appartiennent à la seconde.

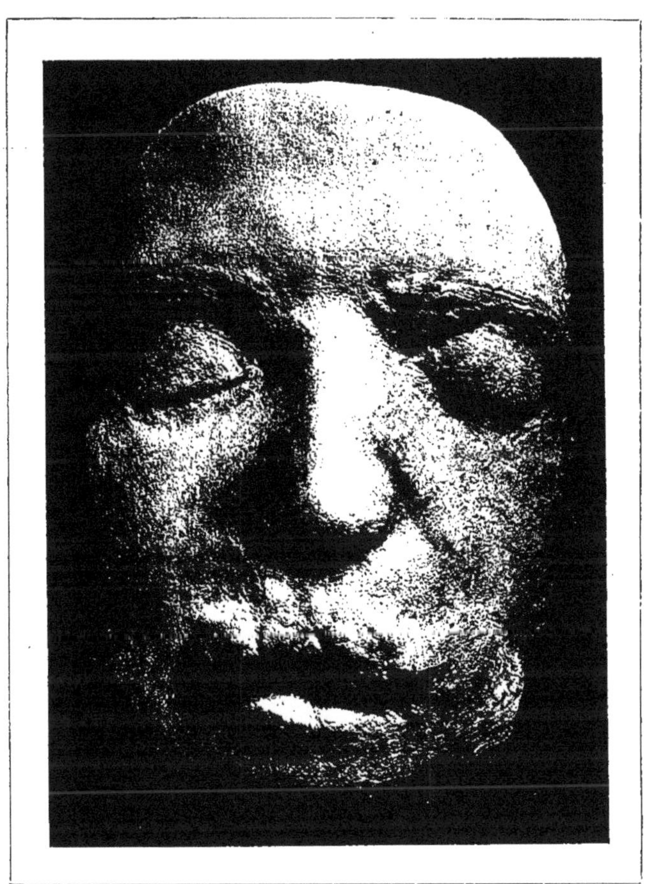

FIG. 5 *ter*. — Ce moulage a été fait deux mois après l'opération.

HISTOIRE

DE LA

Rhinoplastie Chirurgicale

L'histoire des opérations chirurgicales de la rhinoplastie est très curieuse, elle remonte à une époque fort ancienne et c'est dans l'Inde qu'elle a pris naissance, afin de remédier aux mutilations ordonnées par les lois qui, dans ce pays, condamnaient souvent les coupables à la perte de leur nez.

Les prêtres indiens ont été ainsi conduits à pratiquer les premiers l'opération consistant à tailler sur la peau du front un lambeau de forme convenable et tenant encore par un pédicule, vers la racine du nez, à la peau restée saine, de telle sorte que la torsion de ce pédicule pouvait permettre à la face et aux bords encore saignants de ce lambeau d'être appliqués sur la plaie avivée résultant de la section de l'organe.

On a quelquefois fait usage des parties de tégument complètement détachées de la région fessière, soit de l'individu mutilé lui-même, soit d'un autre sujet ; dans ce dernier cas, on frappait préalablement la peau de cette région à coups redoublés avec la semelle d'une pantoufle, de manière à bien la tuméfier, dans l'idée de favoriser l'adhésion avec la plaie ravivée résultant de la mutilation nasale.

L'occasion de réparer le nez se présentait beaucoup plus souvent qu'aujourd'hui (VELPEAU, *Médecine opératoire*, t. Ier, p. 630).

Le pape Sixte-Quint infligeait aux voleurs le supplice de la perte du nez.

En France, en Angleterre, en Allemagne, les mutilations de cette nature étaient relativement communes. C'est ainsi que la rhinoplastie commença à se répandre et fut pratiquée par Celse, Galien, etc.

Au milieu du XVIe siècle, une belle application rhinoplastique était faite par un chirurgien français, Pierre Franco; viennent ensuite Branca, puis Tagliacozzi, chirurgien bolonais. Les travaux de ce dernier, de 1585 à 1597, furent publiés dans un ouvrage qui parut à Venise et fit connaître les ressources de la chirurgie réparatrice.

Eh bien, malgré l'éclat des succès de Tagliacozzi, et quoique la rhinoplastie à cette époque répondît à un besoin, restreint aujourd'hui par les progrès de la civilisation, malgré cela, dis-je, il y eut parmi les contemporains et les successeurs du chirurgien italien des opposants et des partisans de la rhinoplastie. Parmi les premiers citons : Gérome, Fallope, Ambroise Paré; parmi les derniers : Griffon, Alex. Rosenstein.

Tagliacozzi, pour faire un nez, prenait au bras le lambeau de peau nécessaire pourvu de son pédicule; un bandage approprié maintenait ce membre sur la région nasale pendant vingt ou vingt-cinq jours...

Quel supplice!

Le chirurgien de Bologne, suivant les circonstances, faisait des transplantations; il se servait du nez d'un supplicié, il tenta même d'utiliser la peau de quelques animaux domestiques; il raisonnait les chances de son opération et il réussissait souvent. Mais ses imitateurs, moins adroits, moins minutieux, compromirent ses procédés, comme cela arrive ordinairement dans les cas difficiles : ce qui réussit à l'un ne réussit pas à l'autre.

Vers 1801, le docteur Poonah publiait l'observation d'un Indien auquel il avait fait un nouveau nez solide et vivant, avec la peau du front.

Quelque temps après, Thomas, Findley et Jacques Cruse assistèrent à Bombay à une opération du même genre, exécutée par le docteur Lucas en 1803, avec un insuccès complet.

Graefe, de 1810 à 1834, imitant Tagliacozzi avec quelques modifications opératoires, prenant la peau à l'avant-bras en prescrivant la même durée de torture, donna à son procédé le nom prétentieux de méthode allemande. On compte d'ailleurs les succès obtenus par cette méthode.

Velpeau opéra un jeune homme dont la presque totalité du nez avait été détruite par la syphilis ; dans cette observation, trop tôt publiée, on pouvait lire un succès complet, mais quelques mois après, le nez était devenu bien mince et contrastait horriblement avec le reste de la figure qui était très bien nourrie (Velpeau, *Médecine opératoire*, t. Ier, p. 641).

Dionis, dont le cours d'opérations chirurgicales représentait bien l'enseignement classique, à son époque, relate deux faits de remplacement de nez et de restauration par la méthode italienne. « Je crois, dit-il en terminant (p. 492 de la deuxième édition, 1714), ces histoires apocryphes et je les prends plutôt pour des contes faits à plaisir que pour des faits véritables. »

A la même époque, Garengeot était traité de menteur quand il affirmait avoir vu un chirurgien barbier du nom de Galin, qui avait ramassé dans la boue le nez d'un soldat, l'avait lavé, réappliqué et l'avait fait reprendre,

Fioraventi répondait aux incrédules : Allez visiter le seigneur Andréas, à Naples. Chacun le connaît ; il vous dira que, me trouvant sur le lieu lors de son accident, je ramassai son nez tombé sur le sable, je le nettoyai et le replaçai de mon mieux ; vous ne douterez plus d'un fait aussi bien démontré.

L'histoire a ensuite réhabilité la véracité de Garengeot, injustement accusé de menteur.

(C'est sans doute de là que vient le proverbe : menteur comme un arracheur de dents. Garengeot était l'inventeur de la clef pour arracher les dents.)

En 1873, Georges Martin publia une thèse sur la durée de vitalité des tissus, avec vingt-sept cas de replantation du nez complètement séparé.

Nous savons d'ailleurs que la suppression du nez par un coup de brette est un accident commun en Allemagne ; la replantation se fait et réussit dans la majorité des cas.

D'après tout ce qui précède, nous sommes conduit à conclure que la replantation du nez est une opération que le chirurgien doit toujours faire ; il n'en est pas de même de la rhinoplastie qui est une opération complètement différente ; revenons à cette dernière.

En France, Larrey, Dupuytren, Delpêche, Roux, Lisfranc, Velpeau, Gerdy et toute l'école chirurgicale de cette époque s'adonnèrent avec un enthousiasme passionné à la pratique de la rhinoplastie. Ces expériences et les résultats de tous ces chirurgiens de grand talent, disons la vérité, n'ont abouti qu'à des insuccès et à des déceptions.

Celse, grand observateur, avait formulé le précepte et décrit le manuel opératoire d'où est née la méthode française.

Une des premières rhinoplasties par déplacement est due à Larrey (1820). Dix ans plus tard, Diefenbach eut l'occasion de la pratiquer; ensuite, Serre, de Montpellier, publia son *Traité sur l'art de restaurer les difformités de la face* (1842, t. Ier). Cet ouvrage remarquable est un énergique plaidoyer en faveur de la méthode française; il n'a pas eu de peine à faire justice des prétentions à la priorité que formulait le chirurgien berlinois.

De nos jours, quand le chirurgien tente de faire de la rhinoplastie, c'est entre la méthode indienne et la méthode française qu'il fait son choix.

Un de nos plus illustres chirurgiens, le professeur Verneuil, a déjà, en 1837, dans la *Gazette hebdomadaire de médecine et de chirurgie*, page 843, exprimé les idées suivantes : « le progrès à réaliser dans l'art ne consiste pas dans la découverte de nouveaux procédés par l'imagination ingénieuse des chirurgiens. Un grand but à poursuivre, *c'est d'adapter telle ou telle opération à la nature de l'altération qui nécessite l'exérèse et la réparation organique.*

« *Dans la plupart des opérations chirurgicales, l'anatomie pathologique régit le choix des ressources et domine de haut les questions opératoires.* C'est là l'axiome de toute la question. »

L'histoire de la rhinoplastie et ce que nous avons pu voir pendant bien des années dans les hôpitaux nous permettent de conclure que la rhinoplastie *partielle*, l'autoplastie et la replantation du nez peuvent donner de bons résultats au chirurgien, tandis que la rhinoplastie totale, sans squelette nasal, ne lui donnera que des résultats déplorables, car la forme sculpturale du nez fera défaut et avec elle disparaîtront aussi la symétrie et l'harmonie du visage.

Si, au contraire, le chirurgien a à sa disposition un squelette nasal bien compris et bien exécuté pour chaque cas particulier, et si avec cela il sait calculer à l'avance les effets de la rétraction cicatricielle des tissus pour réserver à cette rétraction la part qui lui revient à la suite de l'opération, la guérison devra s'effectuer sans la moindre pression sur le squelette naturel ou artificiel sous-cutané et le succès peut être assuré à l'avance dans l'état actuel de la science.

En 1888, nous eûmes l'occasion de voir un Russe auquel Langenbeck avait refait un nez par la méthode indienne; l'opération fut pratiquée à différentes reprises... Eh bien, ce Russe avait au milieu du visage un moignon qui ressemblait bien mieux à une petite pomme de terre mal formée, qu'à un nez, une narine mal placée et l'autre nulle, une large et horrible cicatrice au front indiquait la prise de l'étoffe pour cette misérable confection.

Ainsi nous venons d'examiner trois méthodes de rhinoplastie chirurgicale :

1° La méthode indienne pratiquée d'abord par les prêtres de ce pays et ensuite par les chirurgiens les plus distingués des autres pays ;

2° La méthode italienne dont le représentant le plus célèbre est Tagliacozzi, qui a eu aussi des successeurs distingués ;

3° Nous avons enfin la méthode française pratiquée par nos plus illustres chirurgiens.

Et néanmoins les résultats déplorables dominent partout, lorsqu'il s'agit de la rhinoplastie totale ou même de la rhinoplastie partielle, si toute la partie cartilagineuse et osseuse a été enlevée comme dans notre observation.

Que reste-t-il à faire alors?... Perfectionner la prothèse.

C'est ce que nous avons tenté avec notre nouvel appareil.

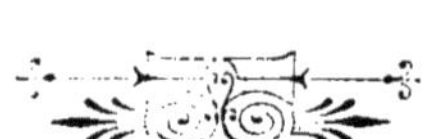

TABLE DES MATIÈRES

8443-00. — Corbeil. Imprimerie Ed. Crété.

www.ingramcontent.com/pod-product-compliance
Ingram Content Group UK Ltd.
Pitfield, Milton Keynes, MK11 3LW, UK
UKHW012100240726
13965UKWH00004B/1433

9 782013 071260